Docteur René LE FUR
ANCIEN INTERNE DES HOPITAUX DE PARIS
EX-CHIRURGIEN DE L'HOPITAL PÉAN

COMPLICATIONS ET TRAITEMENT

DE LA

BLENNORRHAGIE

CHEZ L'HOMME

Mémoire lu à la Réunion plénière des trois Sociétés de Médecine de Paris Médico-Chirurgicale, de Médecine et de Chirurgie pratiques.

BOURGES
IMPRIMERIE TARDY-PIGELET
15, RUE JOYEUSE, 15

1905

Docteur René LE FUR

ANCIEN INTERNE DES HOPITAUX DE PARIS
EX-CHIRURGIEN DE L'HOPITAL PÉAN

COMPLICATIONS ET TRAITEMENT

DE LA

BLENNORRHAGIE

CHEZ L'HOMME

Mémoire lu à la Réunion plénière des trois Sociétés de Médecine de Paris, Médico-Chirurgicale, de Médecine et de Chirurgie-pratiques.

BOURGES
IMPRIMERIE TARDY-PIGELET
15, RUE JOYEUSE, 15

1905

3

COMPLICATIONS

ET

TRAITEMENT DE LA BLENNORRHAGIE

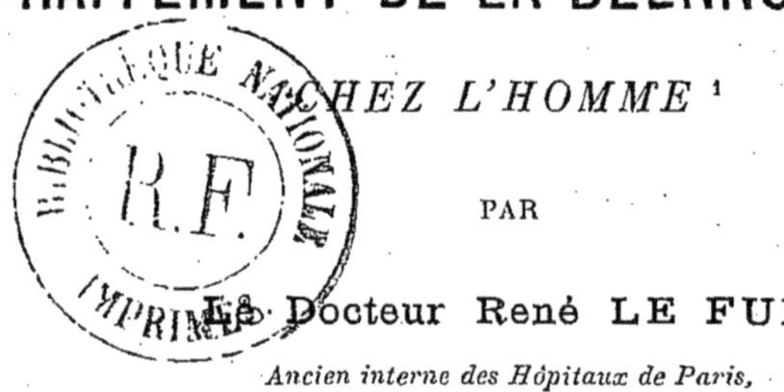

CHEZ L'HOMME [1]

PAR

Le Docteur René LE FUR

Ancien interne des Hôpitaux de Paris,
Ex-Chirurgien de l'hôpital Péan

Je n'aurai en vue dans cette communication que les complications et le traitement de la blennorrhagie chez l'homme ; mais avant d'entrer dans mon sujet, je tiens à dire ici mon étonnement d'avoir entendu M. Verchère affirmer que, sur le nombre considérable de femmes blennorrhagiques qu'il a eu à examiner, il n'a jamais rencontré un seul *rétrécissement de l'urèthre*; bien que mon champ d'observation soit beaucoup plus restreint que celui de M. Verchère, j'ai eu l'occasion d'en observer deux cas, dont l'un très caractéristique chez une jeune femme atteinte en même temps de cystite, secondaire à son rétrécissement, et que j'ai eu beaucoup de peine à guérir, car il s'accompagnait en même temps de sclérose péri-uréthrale.

Dans le service de mon maître, M. le Pr Guyon, il m'a été donné aussi d'en observer d'autres cas à la consultation de la Terrasse ; M. Pasteau a d'ailleurs publié sur ce sujet un travail intéressant.

Sans vouloir suivre point par point les rapports remarquables et très documentés de MM. Minet et Aversenq, je voudrais donner mon opinion sur quelques complications de la

1. Ce mémoire a été lu à la réunion plénière des trois sociétés médicales (Soc. de médecine de Paris, Soc. médico-chirurgicale et Soc. de médecine et chirurgie pratiques).

blennorrhagie que j'ai eu l'occasion d'étudier particulièrement.

Il importe d'abord d'attirer l'attention sur la fréquence et l'importance des **folliculites** et **périfolliculites** consécutives à la blennorrhagie. Sans vouloir insister sur ces urèthres blennorrhagiques caractéristiques, dont la palpation révèle le grand nombre des folliculites donnant au doigt la sensation de semis de grains de plomb, il faut savoir que lorsque ces folliculites donnent naissance à des **abcès péri-uréthraux**, ouverts à la peau spontanément, ou grâce au bistouri, il est inutile de s'attarder à la méthode classique des lavages de l'urèthre ; dès que l'on a désinfecté le canal pendant quelques jours par des lavages faibles au permanganate, et obtenu ainsi une diminution des phénomènes inflammatoires ; il faut tenter la dilatation, quand bien même le gonocoque n'aurait pas encore complètement disparu des sécrétions uréthrales, ces abcès s'accompagnant en effet d'épaississement de la muqueuse et de sclérose péri-uréthrale qui constituent un obstacle à la pénétration efficace des liquides de lavage, et à l'écoulement du pus uréthral : ce sont en outre de vrais repaires microbiens.

Autrefois nous attendions que les lavages aient amené la disparition du gonocoque et nous étions obligé d'attendre très longtemps, heureux encore quand nous n'avions pas un échec définitif ; maintenant nous employons toujours la dilatation et le lavage associés, avec les dilatateurs de Kollmann Franck, comme nous le dirons plus loin.

Insistons aussi sur l'importance des **abcès et fistules du frein** dans le cours de la blennorrhagie, qui sont une cause constante de réinoculation ; il faut savoir les dépister et diriger contre eux un traitement énergique ; nous employons les cautérisations de toute la surface de la fistule, soit avec une solution forte de permanganate à 1 ou 2 °/o ou au nitrate à 5 °/o, soit plutôt avec la pointe du galvano-cautère.

Un seul **abcès d'origine lymphatique** que nous avons eu l'occasion d'observer nous semble offrir de l'intérêt. Au cours d'une blennorrhagie et à la suite d'un lavage, chez un malade dont la muqueuse uréthrale était d'ailleurs assez lâche et friable, nous avons constaté une petite tuméfaction de la grosseur d'une noisette située exactement à la racine de la verge, sur le milieu de la face dorsale. Nos applications permanentes de compresses très chaudes permirent d'en obtenir la résolution sans incision. Il s'agissait sans doute dans ce cas de l'inflammation soit d'un ganglion anormal, soit du point de croisement des deux lymphatiques profonds de la verge, soit d'un enchevêtrement de nombreux lymphathiques.

Nous ne dirons qu'un mot des **cowpérites** ; nous ne

sommes pas de l'avis du rapporteur quand il dit que la cowpérite simple tend spontanément à la guérison; la cowpérite simple chronique est, au contraire, croyons-nous, une des complications les plus rebelles de la blennorrhagie; plus encore que la prostatite chronique, elle tend à s'éterniser; son diagnostic avec la prostatite chronique est excessivement difficile, et le plus souvent, à notre avis, on les confond l'une avec l'autre, ces deux affections ayant d'ailleurs la même évolution. La cowpérite présente des périodes de rétention glandulaire caractérisées par la diminution ou la suppression de l'écoulement purulent, l'existence de pesanteurs et d'une grosseur périnéale latérale, et des périodes d'évacuation purulente correspondant à la disparition de la tumeur périnéale et dues à la désobstruction du canal ou de l'orifice glandulaires. Ces alternatives et la difficulté d'obtenir la guérison sont dues à la longueur considérable du canal excréteur (3 à 4 cm.); le diagnostic se fera surtout par l'examen local et l'examen microscopique des sécrétions uréthrales. Le traitement comprend le massage de la glande, les hautes dilatations avec lavages concomitants ou instillations, et dans les cas absolument rebelles, l'incision avec drainage.

Comme la **prostatite** constitue, à notre avis, une des complications les plus fréquentes, les plus graves et les plus rebelles de la blennorrhagie, nous y insisterons un peu plus longuement, priant cependant nos confrères de vouloir bien se reporter, pour les détails, aux nombreux travaux que nous avons déjà publiés sur ce sujet[1]. **La prostatite aiguë et subaiguë**, la mieux connue, à cause de son allure ordinairement tapageuse et de ses douleurs violentes et persistantes, aboutit souvent à l'**abcès de la prostate**, soit volumineux (intéressant tout un lobe, ou plusieurs acini de la glande), soit histologique ; dans ce dernier cas, il n'y a pas de collection purulente ; mais il existe une suppuration légère de la muqueuse d'un ou de plusieurs acini prostatiques, que l'on peut déceler par le massage de la

1. R. Le Fur. — Des prostatites chroniques et de leur traitement, *Assoc. franç. d'Urologie*, 1902. — Des prostatites chroniques simulant l'hypertrophie de la prostate. *Assoc. franç. d'Urologie*, Paris, 1903. — Des prostatiques jeunes, *Soc. de Médecine de Paris* et *Progrès Médical*, n° 19, 7 mai 1904. — Des méthodes conservatrices et de la prostatectomie dans le traitement des prostatiques, *Assoc. franç. d'Urologie*, Paris, 1904, et *Journ. des Praticiens* (5 novembre 1904). — Des rétrécissements inflammatoires de l'urèthre postérieur (*Annales des Maladies des organes génito-urinaires*, 1er janvier 1905). — Masseur mécanique et électrique de la prostate, *Associat. franç. d'Urologie*, Paris, 6e session. — Sur deux cas de Prostatectomie totale par la voie périnéale, *Assoc. franç. d'Urologie*, Paris, 6e session.

prostate, et par l'examen microscopique des sécrétions prostatiques recueillies après massage de la glande. Cette variété de prostatite, aiguë ou subaiguë, très souvent associée à la spermatocystite, la déférentite et l'épididymite, comme nous le verrons tout à l'heure, est très fréquemment confondue avec la cystite : les deux affections en effet s'accompagnent souvent de difficultés de la miction et d'urines troubles. Mais, tandis que dans la cystite, les mictions sont très fréquentes et très douloureuses surtout à la fin, dans la prostatite, la fréquence est plutôt due à ce que le malade ne vide pas complètement sa vessie ; la douleur est beaucoup moindre, et consiste plutôt dans *une difficulté de la miction surtout prononcée au début,* caractérisée par un retard et une lenteur de la miction due à l'augmentation de volume de la glande, d'origine congestive ; en outre, la capacité vésicale est conservée ou augmentée dans la prostatite, très diminuée au contraire dans la cystite. Mais le meilleur moyen de diagnostic, sur lequel nous insistons beaucoup, car il ne trompe jamais, à notre avis, et peut facilement être observé par tout praticien, est fourni par le siège des douleurs absolument différent dans les deux affections : dans la cystite, les douleurs sont abdominales, hypogastriques, sus-pubiennes, médianes ; dans la prostatite, les douleurs siègent ordinairement au niveau du rectum, de l'anus, du périnée et aussi dans l'urèthre profond, parce qu'il existe de l'uréthrite postérieure concomitante ; mais il existe en outre **deux sortes d'irradiations** TRÈS CARACTÉRISTIQUES DE LA PROSTATITE : 1° dans les aines ; ce sont les irradiations qu'on peut appeler **latérales et inguinales** dues sans doute à un certain degré de déférentite et de funiculite concomitantes ; 2° **dans la région sous-lombaire, sacrée iliaque ou fessière** suivant les cas ; ce sont les irradiations *postéro-supérieures* les plus caractéristiques, qui ne font pour ainsi dire jamais défaut. Tous les malades atteints de prostatite aiguë, subaiguë et même chronique, surtout quand ils ignorent cette affection, ce qui est le cas le plus habituel, se plaignent « de souffrir beaucoup des reins » et accusent dans cette région des douleurs lancinantes, persistantes, rebelles, résistant à tous les traitements, et qu'ils finissent ordinairement par traiter de *douleurs rhumatismales*, erreur que finit parfois par partager le médecin ; ou bien celui-ci pense à une affection rénale ; mais quand on cherche à localiser d'une façon précise ces douleurs, on voit qu'elles ne sont pas lombaires ; mais **sous-lombaires** — à proprement parler **sacrées iliaques** ou **fessières** ; elles sont parfois bilatérales, quand il existe de la prostatite au niveau des deux lobes de la glande ; mais nous avons souvent constaté le siège unilatéral de ces douleurs, et dans ce cas, il n'existe de la prostatite que dans le lobe correspondant de la glande. Quelle est la pathogénie de ces douleurs si éloignées du foyer d'inflammation primitif ? Nous croyons que ce sont là des douleurs irradiées d'origine réflexe, peut-être dues à la compression de certains filets nerveux, provenant du plexus hypogastrique : l'on sait, en effet, que tous les nerfs de la prostate, des vésicules séminales et du canal déférent, c'est-à-dire de tous les organes participant à l'inflammation dans le cas de prostatite, vésiculite et déférentite, proviennent du plexus hypogastrique. Quoi qu'il en soit de leur pathogénie, ces douleurs, qui sont d'ailleurs absolument comparables aux douleurs de même nature et de même siège que l'on observe chez la femme dans les inflammations du vagin ou du col de l'utérus, ces douleurs doivent être connues des médecins et des spécialistes, car elles sont *révélatrices de la prostatite* ; leur existence et surtout leur persistance doivent immédiatement attirer l'attention du côté de la prostate, dont l'exploration s'impose dès lors, et ainsi pourront être diagnostiquées des lésions ignorées par le malade et le médecin lui-même, surtout dans les variétés subaiguës et chroniques de la prostatite, lésions dont la méconnaissance peut entraîner les plus graves conséquences immédiates ou éloignées.

Ceci excuse les développements dans lesquels nous sommes entré à ce sujet, et nous serions heureux si nous avions fourni un moyen de plus de reconnaître facilement des affections si négligées jusqu'à présent.

Rappelons maintenant les conclusions concernant les **prostatites chroniques** que nous formulions, il y a deux ans déjà, à l'Association française d'Urologie :

« 1° C'est la prostatite chronique qui explique et entretient indéfiniment ces uréthrites rebelles, gouttes militaires, etc. ; pour les faire disparaître, il faut soigner et guérir la prostatite.

« 2° La prostatite chronique de l'adulte, qu'elle soit primitive ou post-blennorrhagique, négligée et méconnue pendant de longues années, finit par conduire à l'affection désignée cliniquement sous le nom d'hypertrophie de la prostate, qui devrait plutôt être dénommée prostatite chronique sénile, et qui n'est que l'aboutissant de la prostatite chronique prolongée de l'adulte. »

Ces conclusions, nous les maintenons plus formellement que jamais, et bien qu'elles aient été très attaquées au début, nous avons la satisfaction de voir qu'on les accepte actuellement de plus en plus.

A notre avis, la *prostatite chronique,* par sa fréquence, par sa persistance, par la difficulté de sa guérison, par ses conséquences éloignées très graves surtout, est une des complications les plus sérieuses de la blennorrhagie, une de celles qui assombrissent le plus son pronostic.

Nous ne reviendrons pas ici sur les moyens à employer pour poser le diagnostic de prostatite chronique (siège particulier des douleurs **sous-lombaires,** exploration de la glande, examen histologique et bactériologique des sécrétions prostatiques, et du liquide recueilli après massage de la glande), ni sur son traitement que nous avons exposé en détail dans les publications citées plus haut.

Contentons-nous de dire que nous ne pouvons accepter une des affirmations du rapport de M. Minet : « Cependant, même alors (après lavage des deux urèthres), rien ne prouve que le massage de la prostate n'amène pas également l'évacuation des glandes uréthrales ; aussi n'existe-t-il pas de méthode absolument sûre pour isoler les sécrétions prostatiques. » Nous croyons au contraire pouvoir affirmer qu'après lavage des deux urèthres soit à la solution de nitrate d'argent à 1/4000 (méthode de Gassmann), soit, comme nous le conseillons plutôt, avec une solution d'oxycyanure de mercure ou d'aniodol à 1/4000, les sécrétions recueillies après massage de la prostate proviennent bien de cette glande, et non de l'urèthre antérieur. Quant à l'objection qui consiste à dire que les sécrétions peuvent provenir de l'urèthre postérieur, nous n y attachons aucune importance, car nous estimons que toutes les fois qu'il y a de l'uréthrite postérieure, il existe aussi un certain degré de prostatite concomitante ; l'une ne va jamais sans l'autre.

En pratique, nous allons même plus loin, et nous nous rallions à l'avis de Neisser, quand il affirme que, dans la généralité des cas, le malade, quand il urine largement après avoir conservé dans la vessie une notable quantité d'urine, lave complètement son urèthre antérieur, et le débarrasse ainsi du pus et des microbes qu'il contient ; tous les éléments qu'on recueille donc après massage de la prostate proviennent bien alors de cette glande.

Nous employons, en effet, ordinairement ce procédé, qui est plus expéditif, réservant celui des grands lavages des deux urèthres aux cas où la suppuration de l'urèthre antérieur est très abondante.

Enfin, pour terminer ce chapitre de la prostatite chronique, relevons encore une autre phrase du rapporteur : « La prostatorrhée vraie, qui peut exister dans les cas de prostatite chronique, n'est pas signe exclusif de prostatite ». Nous avons déjà combattu cette manière de voir dans nos publications antérieures, nous efforçant de montrer que la **prostatorrhée,** caractérisée par l'*augmentation anormale de la sécrétion prostatique en quantité ou en qualité* est toujours d'*origine pathologique* et indique toujours une lésion glandulaire de l'épithélium : il n'est pas logique, en effet, de ne pas vouloir admettre qu'un épithélium, qui secrète le double et le triple de ce qu'il doit secréter normalement, est un épithélium pathologique. Il y a des *prostatorrhées infectées*, correspondant aux prostatites infectées, et dans lesquelles on retrouve, mélangées aux éléments de sécrétion prostatique, des globules de pus et parfois des microbes ; il y a des *prostatorrhées aseptiques* dans le liquide desquelles on ne retrouve ni pus, ni microbes, mais seulement des modifications, en quantité (hypersécrétion glandulaire), ou en qualité (modifications chimiques) de la sécrétion glandulaire ; les lésions de la glande, ordinairement limitées à l'épithélium, correspondant à la prostatorrhée aseptique, méritent le nom de *prostatites aseptiques ;* c'est ainsi que nous les avons appelées, par comparaison avec les uréthrites aseptiques, les hydronéphroses aseptiques. Et, en passant, nous nous en voudrions de ne pas souligner la ressemblance frappante, au point de vue pathogénique, toutes proportions gardées naturellement, entre les rétentions rénales aseptiques d'origine calculeuse, par exemple, et les rétentions glandulaires aseptiques que l'on observe du côté de la prostate ; les calculs rénaux assimilables aux concrétions prostatiques ; dilatations partielles des calices comparables aux dilatations des acini prostatiques ; évacuations intermittentes des produits de sécrétion, tout est superposable, jusqu'aux déviations de l'urèthre entraînées par l'augmentation de volume de la prostate, et comparables aux coudures de l'urèthre, consécutives à l'augmentation de volume de la glande rénale, jusqu'à l'évolution lente et progressive terminée plus ou moins fatalement par l'infection des territoires obstrués.

Les **abcès de la prostate** sont fréquents au cours des prostatites aiguës ou chroniques d'origine blennorrhagique. Ils peuvent guérir spontanément si leur ouverture dans l'urèthre ou le rectum permet à l'abcès de se vider facilement et si cette évacuation est favorisée par le massage, les dilatations, les instillations ; sinon ils récidivent avec une désolante fréquence, sont très rebelles au traitement conservateur, et nécessitent alors l'incision de la prostate.

Les **spermatocystites et déférentites** sont presque toujours les compagnes de la prostatite, soit dans sa forme aiguë, soit dans sa forme chronique. Elles sont presque toujours confondues avec elle ; c'est dire leur fréquence et leur résistance au traitement, surtout dans la forme chronique. Elles sont d'ailleurs beaucoup moins abordables directement par l'urèthre que la prostate; le liquide des lavages et instillations a beaucoup moins de chances de pénétrer par l'orifice ordinairement étroit et bouché de l'orifice des canaux éjaculateurs; le massage et l'électrisation par le rectum leur conviennent particulièrement, ainsi que l'incision périnéale dans les cas rebelles.

Nous tenons à insister sur un cas intéressant que nous avons observé de vésiculite et déférentite subaiguë au cours d'une épididymite blennorrhagique intense; la tumeur formée par la vésicule et la portion ampullaire du canal déférent correspondant était énorme, faisait une saillie considérable dans le rectum, remontait très haut et occupait une partie de la cavité pelvienne. Elle était survenue et avait augmenté si brusquement qu'un des médecins traitants avait pensé à un hématome du cul-de-sac de Douglas. Brusquement, la collection vésiculaire s'évacua par l'urèthre au moment où nous nous préparions à l'inciser. L'épididymite, qui était énorme, diminua alors très rapidement.

Parmi les **épididymites** blennorrhagiques, nous ne nous occuperons ici que de celles qui revêtent une allure très aiguë avec symptômes graves (hyperthermie, douleurs intenses du côté des bourses et surtout de l'abdomen, quelquefois réaction péritonéale).

Nous croyons que, dans ces cas, **il y a toujours vésiculite et déférentite concomitante.** On peut suivre le canal déférent le long de son trajet pelvien, sous forme d'un **cordon cylindrique,** parfois d'un véritable boudin. **Il y a toujours prostatite concomitante.** C'est ce que nous avons l'habitude d'exprimer dans l'aphorisme suivant : « Il n'y a jamais d'épididymite sans prostatite, vésiculite et déférentite concomitantes — celles-ci causent, précèdent et entretiennent l'épididymite; pour obtenir la guérison de cette dernière, il faut donc traiter et guérir les premières —. » La marche de l'épididymite suit une progression ascendante tant que l'orifice du canal éjaculateur correspondant reste bouché, et que les sécrétions purulentes s'accumulent dans le canal déférent et la vésicule. Dès que la désobstruction survient, permettant l'évacuation, on constate une diminution rapide de la vésiculite, de la déférentite et de l'épididymite. Les récidives sont dues à une réobstruction du conduit éjaculateur ou de son orifice. Nous attribuons donc, dans la pathogénie et la marche de l'épididymite, une grande importance à la perméabilité des voies spermatiques, péri- ou intra-prostatiques (conduit éjaculateur, vésicule séminale). Cette perméabilité peut être due à la prostatite qui, grâce à l'inflammation et l'induration des tissus voisins, peut provoquer la béance de l'un ou des deux orifices éjaculateurs.

Aussi faut-il être très prudent d'interventions uréthrales dans ce cas. Peut-être même, les simples variations physiologiques du sphincter musculaire entourant l'orifice du conduit éjaculateur au niveau de l'urèthre (béance, dilatation, parésie) seraient-elles suffisantes à expliquer les épididymites survenant à la suite de lavages de l'urèthre, d'instillations, d'efforts même. Lorsque, de la prostatite, l'infection a gagné les voies spermatiques, et que l'épididymite est constituée, alors survient l'obstruction de ces voies spermatiques en un ou plusieurs points ; la guérison coïncide avec le retour de la perméabilité, de même que les poussées et les récidives correspondent à des obstructions momentanées.

Il faut savoir que, dans certains cas spéciaux, **l'apparition d'une épididymite joue un rôle favorable** sur le cours de la maladie ; dans deux de nos cas, par exemple, où, malgré une série prolongée de lavages de l'urèthre, une suppuration abondante provenant d'une prostatite et d'une vésiculite blennorrhagiques réinfectait constamment le canal rétréci, consécutivement à un abcès périuréthral, et troublait uniformément les urines, nous tentâmes la dilatation qui provoqua une violente épididymite. A partir de ce moment, l'écoulement uréthral s'arrêta complètement ; les urines devinrent claires, par suite d'obstruction des glandes prostatiques, ce qui prouvait que le pus provenait de la prostate ou de la vésicule, et non pas de la vessie ; les lésions du canal s'améliorèrent notablement ; et aussitôt après une ou deux évacuations purulentes de la prostate et la vésicule provoquées par le massage, l'épididymite rétrocéda rapidement ; l'on put procéder à la dilatation uréthrale, et la blennorrhagie, qui traînait depuis plus de deux mois, s'accompagnant d'urines troubles renfermant du gonocoque en abondance, était complètement guérie 15 jours après l'apparition de l'épididymite.

Les deux observations que nous venons de citer montrent aussi combien l'on confond facilement l'uréthro-prostatite avec la **cystite blennorrhagique** ; les deux malades précédents nous avaient été envoyés, en effet, avec le diagnostic de cystite blennorrhagique parce qu'ils avaient des mictions fréquentes et douloureuses, et des urines uniformément troubles renfermant beaucoup de pus ; tous ces symptômes appartiennent aussi bien à la prostatite ou vésiculite avec foyer ouvert dans l'urèthre postérieur. Nous croyons même que l'uréthro-prostatite blennorrhagique est beaucoup plus fréquente que la cystite blennorrhagique avec laquelle elle est souvent confondue ; le vrai moyen de diagnostic est fourni par le toucher rectal qui, dans le cas de prostatite, indique une douleur ordinairement vive au niveau d'un ou des deux lobes de la prostate.

Enfin, pour terminer ce chapitre des complications de la blennorrhagie, signalons une observation très rare et très intéressante de **pyélite avec pyonéphrose gonococciques** que nous venons de communiquer à l'Association française d'Urologie [1].

Il s'agissait d'un jeune homme de 28 ans, qui, depuis l'âge de 8 ans, présentait des crises de rétention rénale du côté droit prises pour des coliques néphrétiques, et qui, à la suite d'une blennorrhagie traitée médicalement par les balsamiques, présenta, sans que la vessie soit infectée, une crise de pyonéphrose, à la suite de laquelle les urines charrièrent du pus en abondance, contenant du gonocoque.

Un an après, à la suite d'une poussée très grave de pyonéphrose, j'opérai le malade, et trouvant un rein de la grosseur d'une tête d'adulte complètement dégénéré et distendu par de nombreuses poches purulentes, je fis la néphrectomie. Le pus provenant du rein renfermait du gonocoque. La guérison survint rapidement.

Nous avons tenu à citer cette observation, car, en dehors des cas bien connus d'albuminurie consécutifs à la blennorrhagie, nous ne connaissons que le cas publié par Bochkardt où l'autopsie permit de retrouver le gonocoque dans la poche rénale purulente.

Telles sont les différentes complications de la blennorrhagie à propos desquelles nous désirions insister sur certains points. Nous ne saurions assez faire remarquer l'importance, pour la localisation de ces complications, des lésions anciennes : que ce soit au niveau de l'urèthre antérieur, des rétrécissements, des abcès péri-uréthraux ; au niveau de la prostate, des prostatites, avec ou sans spermatocystites, et surtout des abcès de la prostate ; au niveau de la vessie, une cystite ancienne ; au niveau du rein, une rétention rénale aseptique ; toujours l'infection gonococcique gagne l'organe atteint qui est un foyer de moindre résistance, et se localise principalement à ce niveau. Un des exemples les plus curieux de cette loi générale, en dehors du cas de pyonéphrose gonococcique que nous venons de rapporter, est celui d'un jeune homme atteint de prostatite primitive avec abcès de la prostate, chez lequel une blennorrhagie accidentelle se fixa à peine sur l'urèthre, et gagna presque immédiatement la prostate où elle provoqua de profondes

1. R. Le Fur. — Infection gonococcique dans un rein déjà atteint d'hydronéphrose aseptique. Pyonéphrose gonococcique. Néphrectomie. Guérison (*Assoc. franç. d'Urologie*, 8e session, 1904, p. 753).

lésions et des abcès récidivants. L'uréthrite antérieure fut guérie en quelques jours, grâce à des lavages, tandis que le malade conserve toujours un certain degré de prostatite.

Nous ne pouvons malheureusement pas développer le **traitement** que nous avons l'habitude d'employer contre la blennorrhagie chez l'homme. Indiquons seulement les grandes lignes.

Nous tenons à *condamner absolument, après tant d'autres, le traitement par les balsamiques ou les injections :* le premier, parce que, loin de guérir la blennorrhagie, il la localise au fond des glandes, enfermant ainsi le loup dans la bergerie; le second, parce qu'il provoque de nombreuses complications (uréthrite postérieure, prostatite, etc.) et détermine des lésionsde la muqueuse, amorces de futurs rétrécissements cicatriciels. Cependant, dans certains cas d'infection gonococcique rebelle et propagée à la vessie, nous avons obtenu de bons résultats des balsamiques prudemment maniés et associés à un traitement local convenable; nous les croyons inefficaces dans les infections uréthrales et prostatiques et nous estimons qu'ils sont toujours nuisibles lorsqu'ils sont employés seuls. Quant aux injections uréthrales, *elles sont mauvaises dans tous les cas.*

Nous sommes partisan des *lavages de l'urèthre* suivant la méthode de Janet, faits à basse pression, et avec des *solutions faibles* (de 1/6000 à 1/2000). Pendant la période aiguë, à part les cas où la réaction est très vive, nous croyons qu'il vaut mieux laver l'urèthre, à la condition d'employer des doses très faibles (de 1/8000 à 1/4000). Nous nous contentons de faire des lavages de l'urèthre antérieur, pendant les 10 ou 15 premiers jours, et en particulier quand les urines ne sont pas uniformément troubles ; nous croyons, en effet, que la propagation à l'urèthre postérieur ne se fait guère, en général, que de la 2e à la 3e semaine.

Nous ne sommes pas d'avis de s'immobiliser sur les lavages de l'urèthre ; nous croyons qu'on prolonge ordinairement beaucoup trop longtemps l'emploi des lavages.

Il y a intérêt, à notre avis, à *associer de bonne heure la dilatation au lavage*, soit avec les béniqués ordinaires suivis d'un lavage des deux urèthres ; soit plutôt avec les dilatateurs de Kollmann, modifiés par Frank. Nous atteignons toujours des chiffres élevés avec ces instruments : 30 à 35 filière Charrière, et 60 béniqués au moins, s'il s'agit de béniqués simples.

Les *instillations* seront employées tardivement pour éviter les reprises, de préférence après la dilatation.

En cas de retrécissement de l'urèthre, surtout s'il y a des folliculites, périfolliculites ou abcès péri-uréthraux concomitants, les hautes dilatations s'imposent encore plus, si possible.

Enfin, il est absolument nécessaire de procéder à la *désinfection soigneuse de tout l'appareil glandulaire* de l'urèthre antérieur et postérieur; *la prostate surtout sera minutieusement et systématiquement traitée* toutes les fois que l'infection aura gagné l'urèthre postérieur (massage, suivi de lavages d'abord, d'instillations ensuite, hautes dilatations, électrisation).

L'on voit donc que nous ne comprenons pas du tout le traitement et la guérison de la blennorrhagie comme la plupart des malades et des médecins. Nous ne considérons nullement la blennorrhagie comme guérie à partir du moment où il n'existe plus de goutte appréciable et purulente, attendu que l'infection peut être encore latente et cachée dans le fond des culs-de-sac glandulaires, par conséquent d'autant plus dangereuse. *Il faut affirmer et répéter bien haut que l'opinion courante concernant la guérison de la blennorrhagie est une erreur profonde et très préjudiciable au malade.*

La disparition ou la notable atténuation de la goutte ne signifie pas toujours grand'chose; on connaît les cas où l'écoulement s'arrête brusquement et disparaît complètement à la suite d'une complication locale ou générale (épididymite, cystite, prostatite, affection générale intercurrente).

Dans tous ces cas, il faut l'expliquer par une *obstruction glandulaire*, le plus souvent momentanée, mais qui peut être définitive pour le plus grand préjudice du malade, car elle reste alors latente et méconnue. De même on a prétendu que les affections générales avec fièvre intense pouvaient amener la guérison de la blennorrhagie; c'est une erreur à notre avis; il y a aussi dans ces cas une obstruction glandulaire générale, sans doute due à une influence musculaire ou nerveuse, et une localisation, dans le fond des culs-de-sac glandulaires, de l'infection qui siégeait jusqu'alors à la surface du canal; la meilleure preuve en est que l'on peut constater, dans la grande majorité des cas, pour peu qu'on observe avec soin son malade, une réapparition ou recrudescence de l'écoulement soi-disant guéri, à la chute de la fièvre. Enfin les gouttes minimes, d'apparence séreuse, peuvent encore contenir du gonocoque.

Nous ne saurions assez le répéter : *il n'y a pas, dans l'immense majorité des cas, de guérison spontanée ou médicale de la blennorrhagie;* il s'agit là d'une *guérison apparente* et non réelle, pouvant être pour l'avenir une source de complications redoutables. Pour nous, quand nous parlons de guérison de la blennorrhagie, nous entendons par là non seulement la disparition apparente de la suppuration, mais encore la désinfection glandulaire totale, surtout au niveau de la prostate, et la disparition de toutes les lésions épithéliales ou glandulaires.

Nous comparons volontiers l'urèthre blennorrhagique entouré de son système glandulaire à une éponge qu'on aurait trempée dans du pus ; il ne suffit pas que le pus ne dégoutte plus de l'éponge pour qu'on puisse affirmer qu'elle n'en contienne plus ; il faut encore que l'expression de l'éponge n'en ramène plus aucune trace. C'est pourquoi, nous séparant même de certains spécialistes à ce point de vue, dans tous les cas de blennorrhagie que nous soignons, nous faisons systématiquement suivre les lavages de l'urèthre de *hautes dilatations avec instillations*, de *massages de la prostate* qui ont pour but cette expression de la muqueuse encore enflammée dans ses parties profondes ; nous estimons que c'est seulement alors que l'on a le droit de parler de guérison définitive.

Mais un traitement aussi actif est-il vraiment indispensable, et n'est-ce pas tomber dans l'exagération que d'en affirmer la nécessité? Nous affirmons bien hautement que le malade a tout à gagner à le suivre, et ne perd pas ainsi son temps. Car il ne s'agit pas seulement, pour établir le pronostic de la blennorrhagie, de considérer ses complications immédiates, mais aussi ses **complications éloignées.** On a eu trop de tendances jusqu'à présent à accorder une importance exclusive aux premières, et à négliger les secondes. Ce sont pourtant souvent les plus graves, parce que les plus latentes et les plus méconnues, évoluant sourdement et aboutissant à des lésions définitives.

Nous avons déjà insisté sur ces formes spéciales d'**uréthrite interstitielle chronique avec rétrécissement en surface de tout le canal**, cette lésion ne se manifestant par aucune suppuration du côté du canal, même par la présence de filaments dans l'urine[1].

Dans nos publications antérieures, nous sommes revenu aussi plusieurs fois sur les dangers considérables que couraient à longue échéance les malades atteints de prostatite chronique infectée ou même aseptique, d'origine blennorrhagique : ce sont des victimes toutes désignées pour le **prostatisme,** des **prostatiques jeunes en puissance ;** nous avons appelé à plusieurs reprises l'attention sur la transformation fréquente des prostatites chroniques en **hypertrophie de la prostate** qui n'est que la prostatite chronique prolongée de l'adulte — et à ce propos, nous aurions désiré voir le rapporteur plus convaincu qu'il ne l'est de cette fréquence.

Donc, *rétrécissements* pour l'urèthre antérieur, *prostatites*

1. Le Fur. — Des uréthrites interstitielles chroniques. *Assoc. franç. d'Urologie,* Paris, 1903.

chroniques et *hypertrophie de la prostate* pour l'urèthre postérieur — voilà le lot, l'**avenir éloigné** des malades atteints de blennorrhagie chronique. Ceci suffit à expliquer les développements dans lesquels nous sommes entré à propos du traitement.

Pour terminer, nous dirons qu'*il vaut mieux avoir à traiter une blennorrhagie que ses complications, ses lésions récentes que ses lésions éloignées.* La blennorrhagie n'est donc pas une affection négligeable, et qu'on doive mépriser, surtout à cause de ses conséquences éloignées. Il suffit de parcourir en sens inverse l'évolution de ses lésions pour bien se rendre compte que le véritable traitement consiste à soigner l'affection primitive : pour guérir une hypertrophie de la prostate d'origine inflammatoire, il faut soigner la prostatite qui l'engendre, et parmi celles-ci la prostatite blennorrhagique qui est la plus fréquente ; pour guérir la prostatite chronique, ou le rétrécissement de l'urèthre antérieur, il faut soigner l'uréthrite blennorrhagique qui en est cause. Tout revient donc, en fin de compte, à traiter la blennorrhagie, affection primitive, mère de tous les maux. On ne perd donc pas son temps à la soigner comme nous le disions tout à l'heure, et il est indispensable de la guérir complètement au début, d'en extirper jusqu'aux derniers vestiges dans l'organisme.

BOURGES. — IMP. TARDY-PIGELET.

PUBLICATIONS DU Dr LE FUR

Complications et traitement de la Blennorrhagie. Mémoire lu à la Réunion plénière des trois Sociétés de Médecine de Paris, Médico-Chirurgicale, de Médecine et de Chirurgie pratiques, et Progrès Médical, 24 Décembre 1904.

Des uréthrites interstitielles chroniques. Association Française d'Urologie, Paris 1903.

Des rétrécissements inflammatoires de l'urèthre postérieur. *Annales des Maladies des organes génito-urinaires,* 1er Janvier 1905.

Un nouvel uréthroscope. Association Française d'Urologie, Paris 1903.

Étude des Prostatites chroniques (Prostatite latente). In thèse, Lecomte, Paris, Mai 1902.

Des prostatites chroniques (Diagnostic et Traitement). Association Française d'Urologie, Paris 1902.

Des prostatites chroniques simulant l'hypertrophie de la prostate. Association Française d'Urologie, Paris 1903.

Des prostatites intestinales. Association Française d'Urologie, Paris 1903.

La prostatite des rétrécis. Association Française d'Urologie, Paris 1905.

Abcès volumineux de la prostate guéri par le massage. Association Française d'Urologie, Paris 1903.

Des méthodes conservatrices et de la Prostatectomie dans le Traitement des Prostatiques. Association Française d'Urologie, Paris 1904.

Sur deux cas de Prostatectomie par la voie périnéale. Association Française d'Urologie, Paris 1902.

Des Prostatiques jeunes. Société de Médecine de Paris et Progrès Médical, 7 Mai 1904.

Des prostatiques jeunes (Étude pathogénique, clinique et thérapeutique). *Bulletin de la Société de l'Internat des Hôpitaux de Paris.* Juillet 1905.

Masseur mécanique et électrique de la prostate. Association Française d'Urologie. Paris, 1902.

Spermatocystite chronique. Guérison après orchiépididymite, avec abcès et sphacèle du testicule. Association Française d'Urologie, Paris 1905.

Herpès génital compliqué d'uréthrite herpétique aseptique et de prostatite subaiguë. *Annales des maladies génito-urinaires.* Paris, 1896.

Trois cas de Lithotritie. *Annales des Maladies génito-urinaires.* Paris, 1896.

Des ulcérations vésicales et en particulier de l'Ulcère simple de la vessie. Thèse de Paris 1901. 1 volume de 800 pages avec 12 planches.

Des cystites rebelles dues à l'ulcère simple de la vessie. Association française d'Urologie, Paris 1903.

De la dilatation électrolytique. Association Française d'Urologie. Paris, 1902.

Traitement du varicocèle, par l'électrisation des veines du scrotum. Association Française d'Urologie. Paris, 1902.

Plaie de la face antérieure de l'estomac, Gastrotomie et suture, Guérison. Presse médicale, 1899.

Néphrectomie dans un cas de rein mobile atteint de tuberculose. Association Française d'Urologie. Paris, 1902.

Infection gonococcique dans un rein déjà atteint d'hydronéphrose aseptique. Pyonéphrose gonococcique. Néphrectomie. Guérison. Association Française d'Urologie. Paris, 1904.

De la tuberculose rénale et de sa guérison spontanée. Association Française d'Urologie. Paris, 1903.

Bourges. — Imprimerie Tardy-Pigelet, rue Joyeuse, 15.

www.ingramcontent.com/pod-product-compliance
Ingram Content Group UK Ltd.
Pitfield, Milton Keynes, MK11 3LW, UK
UKHW021049260726
13994UKWH00005B/2412

9 782019 969745